DES

FRACTURES DU RADIUS

COMPLIQUANT

LES LUXATIONS DU COUDE EN ARRIÈRE

PAR

Jean DUPUY

DOCTEUR EN MÉDECINE DE LA FACULTÉ DE PARIS

PARIS

ALPHONSE DERENNE

52, Boulevard Saint-Michel, 52

1882

DES

FRACTURES DU RADIUS

COMPLIQUANT

LES LUXATIONS DU COUDE EN ARRIÈRE

PAR

Jean DUPUY

DOCTEUR EN MÉDECINE DE LA FACULTÉ DE PARIS

PARIS

ALPHONSE DERENNE

52, Boulevard Saint-Michel, 52

1882

A MON PÈRE ET A MA MÈRE

A MES PARENTS

A MES AMIS

DES FRACTURES DU RADIUS

COMPLIQUANT LES LUXATIONS DU COUDE EN ARRIÈRE

INTRODUCTION

Parmi les diverses complications des luxations du coude, les auteurs ont eu très rarement l'occasion de noter les fractures du radius. Si on peut lire, dans Malgaigne, deux ou trois cas au plus, de fracture de l'extrémité supérieure de cet os, l'auteur du traité des fractures et des luxations ne fait que signaler les lésions de l'os à la partie moyenne ou près de l'extrémité inférieure.

Ayant eu l'occasion d'observer récemment dans le service de notre maître, M. le Dr Le Dentu, deux cas de ce genre, nous avons eu l'idée d'en faire le sujet de ce modeste travail. Il nous a semblé que cette étude présenterait quelque intérêt clinique. Bien que nous n'ayons pas pu trouver dans les différents auteurs des observations du même genre, nous pensons que, quoique rare, cette complication a été cependant observée plusieurs fois par les chirurgiens.

L'explication du mécanisme de ces fractures, les différents symptômes et le diagnostic formeront les premiers chapitres de notre travail. Dans une dernière partie, nous aurons à discuter la nécessité de l'intervention chirurgicale, et nous aurons à nous demander s'il est nécessaire de réduire immédiatement la luxation, et par quels moyens on peut y parvenir.

Nous n'apportons, il est vrai, que trois observations inédites pour étudier ce petit point de clinique chirurgicale ; mais nous comptons sur l'indulgence de nos juges pour excuser cette étude un peu restreinte.

Qu'il nous soit permis d'adresser tous nos remerciements à M. le D^r Le Dentu, ainsi qu'à M. de Lapersonne, interne des hôpitaux, qui nous a donné tous les renseignements nécessaires pour les observations que nous avons prises dans le service.

HISTORIQUE

La rareté des fractures du radius, compliquant les luxations du coude, doit être établie tout d'abord. Dans une statistique de 2358 cas de fractures, observés à l'Hôtel-Dieu, Malgaigne (1) n'a jamais noté la coexistence des luxations du coude et de la fracture du radius. Dans une autre statistique, recueillie à l'hôpital Saint-Louis, et portant, elle aussi, sur un très grand nombre de cas, il note *une* luxation du coude en arrière avec fracture de l'avant-bras, et *une* luxation du coude en arrière avec fracture du radius à sa partie inférieure.

Avant lui, la question des fractures compliquant les luxations avait souvent été discutée au point de vue de l'intervention chirurgicale ; mais on avait eu bien rarement l'occasion de l'appliquer.

Pezerat (2) rapporte l'observation d'une luxation du coude avec fracture des deux os de l'avant-bras ; la réduction se fit facilement, plus tard on s'occupa de la fracture.

A. Bérard (3) cite un exemple de fracture de l'extrémité supérieure du radius avec luxation complète du coude en arrière. Velpeau (4) a observé un fait analogue, il a

1. Malgaigne. *Traité des fractures et des luxations*, t. II, p. 207 et suiv.

2. Pezerat. *Journal complémentaire*, t. XL, p. 276.

3. Bérard et Cloquet. *Dict. med. en 30 vol. art. coude*, p. 228.

4. Velpeau. *Ann. de la Chirurgie*, t. I, p. 299.

montré que cette complication s'accompagnait presque fatalement de la fracture du bec coronoïdien.

Ces deux exemples sont cités dans presque tous les ouvrages classiques — (Follin et Duplay), — (Pingaud, *Art. coude du Dict. encyclopédique des sc. médicales*). Mais on ne paraît pas avoir publié de nouveaux faits. Dans son excellente thèse sur les luxations du coude, M. Denucé (1) ne parle pas de cette complication. Enfin, nous avons vainement parcouru les publications périodiques et le recueil des thèses de la faculté, sans trouver un seul exemple de ce genre de fractures.

Tout récemment, un auteur allemand, P. Bruns (2), a repris l'étude des fractures de l'extrémité supérieure du radius. Il cite 21 cas, recueillis dans les auteurs ou observés par lui-même ; ces différents exemples ne sont pas tous accompagnés de luxation du coude.

1. Denucé. *Luxations du coude*, thèse, Paris, 1854.
2. P. Bruns. *Fractures de la cupule radiale. Centralblatt für chirurg.* n° 22, 1880.

SYMPTOMES ET MÉCANISME

Les fractures de radius, compliquant les luxations du coude, peuvent siéger sur le corps ou les deux extrémités. Aussi croyons-nous nécessaire d'établir tout de suite une division suivant le siège du trait de la fracture, et d'étudier séparément le mécanisme et les symptômes de chacune de ces variétés.

Fracture du corps. — A la suite d'une luxation du coude, une cause directe peut agir pour produire une fracture des deux os de l'avant-bras. Les symptômes de cette fracture simultanée du cubitus et du radius, faciles à constater, ne doivent pas rentrer dans le cadre que nous nous sommes fixé. Elles présentent cependant un intérêt assez grand, à cause de la difficulté qu'elles peuvent apporter à la réduction de la luxation, surtout si elles siègent dans la moitié supérieure des os de l'avant-bras. Nous aurons à y revenir bientôt, à propos du traitement et des indications thérapeutiques. Les symptômes et le mécanisme deviennent beaucoup plus obscurs, si le radius seul a été fracturé. Voici l'exemple, que nous avons observé récemment, et dont le diagnostic a présenté quelque difficulté, dès le lendemain de l'accident, à cause du gonflement assez considérable du membre.

Observation I (personnelle).

Recueillie dans le service de M. Le Dentu, hôpital Saint-Louis.

Collin (Louis), 38 ans, sellier, entre le 19 mars 1882, salle Saint-Augustin, n° 42. Le jour même de son entrée, cet homme, en voulant descendre d'une voiture, est tombé. Dans sa chute, la paume de la main droite a porté sur le sol. Immédiatement après, il a éprouvé un engourdissement dans tout le membre supérieur, une douleur exagérée par les mouvements, de plus, l'avant-bras s'est placé dans la demi-flexion. L'interne de garde qui a examiné le malade, a constaté une luxation complète du coude en arrière ; il a pensé en outre, qu'il existait une fracture du radius à quatre travers de doigt environ au-dessous de son extrémité supérieure.

Dès le lendemain, la tuméfaction était devenue considérable et rendait le diagnostic très difficile. Cependant l'attitude du membre, la douleur provoquée par la pression et les mouvements communiqués, la constatation de la saillie considérable de l'olécrâne en arrière, font penser à une luxation du coude en arrière. Mais, ce n'est pas tout, malgré le gonflement, on remarque, un peu au-dessus de la partie moyenne du bord radial, une dépression angulaire. Les mouvements de supination et de pronation se transmettent bien dans le segment inférieur du radius, mais ne semblent pas faire agir la tête radiale, qu'il est d'ailleurs assez difficile d'explorer. Enfin, par des pressions alternatives au-dessus et au-dessous de la dépression radiale, on peut, à deux ou trois reprises, sentir nettement la crépitation. Il n'y a plus de doute possible, il s'agit bien dans ce cas d'une luxation du coude en arrière avec fracture du radius. En suivant le bord postérieur du cubitus, on peut s'assurer très nettement qu'il n'y a pas de fracture de cet os.

La fracture du radius est-elle de cause directe, et faut-il admettre qu'après la chute qui a produit la luxation, le poids du corps, portant sur l'avant-bras, est venu fracturer un de ces os ? Ou bien faut-il admettre une chute ayant donné lieu à une fracture par cause indirecte, simultanée avec la luxation ? C'est ce que les renseignements insuffisants, donnés par le malade, ne peuvent en aucune façon expliquer.

En présence du gonflement considérable, de l'ecchymose étendue, M. Le Dentu ne tente aucune espèce de réduction et fait placer une gouttière, avec bandelettes imbibées d'eau blanche et d'eau-de-vie camphrée.

On fait les tentatives de réduction trois jours après l'accident. Le gonflement n'a pas diminué, la fracture du radius reste un peu douteuse. On pratique la traction élastique, en ayant soin de faire monter le bandage très près du pli du coude. Au bout de 7 ou 8 minutes la réduction, aidée par quelques mouvements de pression sur l'olécrâne, s'opère facilement. On place un bandage roulé qui sera continuellement imbibé d'eau blanche et d'eau-de-vie camphrée.

31 mars. — La tuméfaction a beaucoup diminué ; on peut constater aujourd'hui que la réduction de la luxation est complète. La dépression au niveau du bord radial est

très apparente ; la crépitation et les autres signes de la fracture du radius ne sont plus douteux. On place l'appareil à compresses graduées de Malgaigne et Nélaton.

Le mécanisme de la production de cette fracture nous paraît très difficile à expliquer. A plusieurs reprises nous avons interrogé notre malade, mais nous n'avons pu obtenir aucun résultat satisfaisant. Faut-il admettre une cause directe, et, dans ce cas ce serait le poids du corps, venant porter sur l'avant-bras, qui produirait la rupture du radius? Mais une cause directe, agissant sur l'avant-bras après la luxation, devrait produire plutôt la fracture des deux os au niveau du point lésé.

Doit-on admettre au contraire l'influence de la contraction musculaire, ou mieux encore, une action indirecte agissant pour exagérer la courbure de l'os? Dans un cas analogue, que nous rapportons plus loin, il s'est produit une fracture, non pas du corps de l'os, mais de l'extrémité inférieure du radius. Nous ne pouvons malheureusement que poser la question, sans la résoudre.

Si nous étudions les symptômes présentés dans cette observation, nous voyons, qu'aussitôt après l'accident, le bras a pris la position classique de la luxation du coude en arrière. Puis, un gonflement très rapide a envahi le segment du membre, à tel point que, dès le lendemain, cette tuméfaction gênait beaucoup l'examen physique.

Le diagnostic de la luxation a été cependant assez facile. Quant aux signes de la fracture, ils restaient très-obscurs. On pouvait cependant constater la dépression au niveau du bord radial, à l'union du tiers moyen avec le tiers supérieur. En suivant avec le doigt le bord postérieur du cubitus, on ne faisait éprouver au malade aucune douleur, il n'y avait pas de mobilité anormale. La douleur, au contraire, était rendue très-vive. lorsqu'on explorait le radius ; en pressant sur la partie moyenne de l'os, on faisait exécuter des mouvements très-étendus, et ces manœuvres réveillaient de très-vives douleurs. En agissant sur la main du malade pour produire des mouvements de pronation et de supination, on sentait que ces mouvements étaient transmis à la moitié inférieure de l'os ; mais au niveau de la cupule radiale qui était cependant très-sensible sous la peau, on ne pouvait percevoir aucune transmission, aucune rotation de la tête. Disons enfin que la crépitation, qui avait été perçue une fois ou deux, pouvait, à la grande rigueur, être prise pour des frottements articulaires ; mais cette crépitation ayant été perçue à nouveau après la réduction de la luxation, le diagnostic a été pleinement confirmé.

En résumé, gonflement plus considérable et plus rapide que dans les luxations ordinaires, mobilité anormale du segment inférieur du radius, tels sont les signes qui, en dehors de la crépitation, aideront au diagnostic.

Fracture de l'extrémité inférieure du radius. — Ici, les conditions étiologiques et le diagnostic sont plus faciles à établir. Cependant le gonflement énorme du coude, la douleur plus vive au niveau de la fracture, peuvent obscurcir le diagnostic de la luxation. Malgaigne a rapporté le fait suivant :

« Dans un cas de luxation du coude en arrière, avec
« fracture de l'extrémité inférieure du radius, ce gonfle-
« ment était énorme, et, de plus, le malade reportait
« toutes ses douleurs au siège de la fracture, ne se plai-

« gnant point du coude. La luxation m'échappa donc com-
« plètement, et je ne la reconnus qu'après la diminution
« du gonflement, vers le neuvième jour. Ayant alors en
« vain essayé de chasser l'olécrâne avec l'aide de mes
« pouces, j'attendis que la fracture fût bien consolidée,
« et, le trente-sixième jour après l'accident, moyennant
« une traction portée à 150 kilogrammes, j'obtins une ré-
« duction complète et sans accident. »

Dans le cas que nous avons observé à l'hôpital Saint-Louis, le malade avait été examiné immédiatement après l'accident. Aussi le diagnostic fut-il beaucoup plus facile.

Observation II

(Recueillie dans le service de M. Le Dentu, hôpital Saint-Louis).

Ventalon (François), 42 ans, charbonnier, entré le 11 février 1882, couché au n° 19 de la salle Saint-Augustin. Ce malade, par suite d'un choc violent, a été renversé du siége assez élevé d'une voiture de charbon. Dans sa chute, la paume de la main est venue frapper le sol. Le malade dit avoir senti un craquement. Transporté à l'hôpital Saint-Louis, on constate une luxation complète du coude droit en arrière. Malgré un gonflement, qui s'est produit très vite après l'accident, on peut sentir en arrière la saillie de l'olécrâne, qui est reportée un peu vers la partie interne et masque la saillie de l'épitrochlée.

En dehors et en arrière, la tête du radius roule sous la peau dans les mouvements alternatifs de pronation et de supination. Ces diverses manœuvres d'exploration sont très douloureuses. On remarque alors une déformation évidente de l'extrémité inférieure de l'avant-bras. Il existe, en effet, une fracture de l'extrémité inférieure du radius, dont les symptômes ne sont pas douteux : déformation en dos de fourchette, saillie du fragment inférieur en arrière, renversement de la main sur le bord radial, saillie et douleur au niveau de l'apophyse styloïde du cubitus. Les manœuvres pour la réduction de la luxation sont pratiquées aussitôt après son entrée, trois ou quatre heures environ après l'accident. Les obstacles à la réduction tiennent en grande partie à la fracture du radius, qui empêche les tractions directes sur la partie inférieure de l'avant-bras. En outre, il s'agit d'un individu fortement musclé et dont la résistance musculaire est très grande. Pour obvier à ces inconvénients, on place un bandage roulé bien serré sur la main et l'avant-bras, puis une serviette, disposée en écharpe et formant une anse, est solidement fixée par le bandage roulé. L'extension est faite sur cette anse pendant qu'on pratique un peu de contre-extension sur le bras. Quelques pressions sur la partie postérieure de l'olécrâne et une flexion modérée de l'avant-bras aident à la réduction qui s'opère facilement.

Le lendemain, 12 février, le gonflement de l'avant-bras et du bras est assez considérable, cependant on applique l'appareil de Nélaton pour la fracture du radius, en prenant la précaution de le serrer très peu.

Les jours suivants, le gonflement diminue, il reste une large ecchymose de la face interne de l'avant-bras et du bras. On place un appareil plâtré, le 20 février. La consolidation de la fracture est complète le 11 mars, il reste un peu de raideur articulaire au niveau du coude et du poignet. Le malade va à Vincennes et devra suivre le traitement par les douches sulfureuses.

Nous croyons inutile d'insister sur les symptômes présentés par les malades, dans ce cas de fracture de l'extrémité inférieure du radius. On retrouve tous les signes classiques, depuis la saillie en dos de fourchette de Velpeau, jusqu'à la douleur au niveau de l'apophyse styloïde du cubitus, et le renversement de la main sur le bord externe.

Quant à la coïncidence de la fracture de l'extrémité inférieure avec la luxation du coude en arrière, nous croyons devoir la rattacher à une même cause indirecte, la chute sur la paume de la main, l'avant-bras étant étendu. Il est très probable que la fracture du radius a précédé la luxation du coude. On sait que tous les auteurs sont d'accord pour admettre que cette fracture se produit par cause indirecte. La pénétration du fragment supérieur dans l'extrémité inférieure, qu'elle soit primitive (Voillemier) ou secondaire (Nélaton), tendrait à immobiliser les deux segments de l'os fracturé. Il n'est donc pas impossible d'admettre que, le poids du corps continuant à agir sur l'avant-bras maintenu en extension, la luxation du coude en arrière ait pu se produire par l'intermédiaire du cubitus.

Il faut admettre un traumatisme considérable pour produire en même temps la fracture du radius et la luxation du coude. Dans l'observation (1) que nous allons rapporter, il s'agissait d'une chute d'un lieu élevé, le bras étant étendu. Il y avait ici, non-seulement une luxation du coude,

1. Nous remercions bien vivement M. Bazy, chef de clinique chirurgicale à l'Hôtel-Dieu, de cette intéressante observation, qu'il a bien voulu nous communiquer.

mais encore les téguments avaient cédé, et on avait affaire
à une luxation compliquée de plaie.

OBSERVATION III

Inédite (recueillie par M. Bazy, interne du service). .

Lenoir (Eugène), 30 ans, entré le 16 août 1877, à
Saint-Antoine, dans le service de M. Le Dentu, suppléé
par M. Monod.

Cet homme vient de faire une chute du cinquième étage.
Il est tombé sur des matériaux de démolition ; la main et
le bras droit ont porté plus directement, Il n'a pas eu de
perte de connaissance. A son entrée, on constate, outre des
contusions multiples, une fracture de l'extrémité inférieure
du radius droit. Le coude du même côté est tuméfié, large
ecchymose en arrière, mobilité latérale très facile. L'avant-
bras est dans la demi-flexion. Il existe une saillie considérable de la tête du radius et de l'olécrâne en arrière ; au-
dessus une dépression profonde. En avant, on voit une pe-
tite plaie transversale de 2 à 3 centimètres, au niveau du
pli du coude ; un lambeau musculaire fait hernie au niveau
de cette plaie. Ce lambeau étant excisé, on peut faire pé-
nétrer le doigt et on sent, dans le fond de la plaie, l'artère
humérale appliquée contre l'extrémité inférieure de l'humérus. Les battements des artères radiale et cubitale ne sont
pas perçus au poignet.

Réduction immédiate de la luxation, qui se fait facilement. Drainage de la plaie. Pansement de Lister.

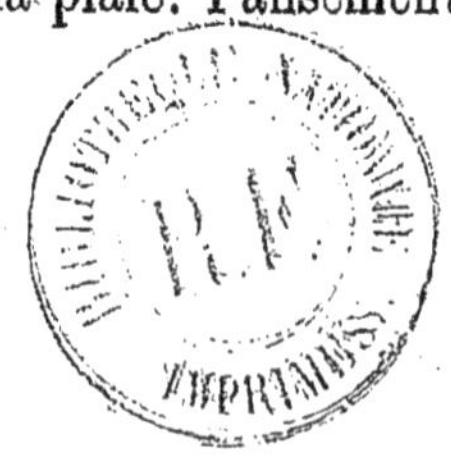

Les jours suivants, le malade, qui est alcoolique, a eu un peu d'agitation, la température est montée à 38°,2.

Gonflement assez considérable de l'avant-bras et du coude.

Le 18 août. — Application d'une gouttière plâtrée immobilisant la main et le coude. On continue le pansement phéniqué.

Le 31 août. — Nouvel appareil plâtré.

On constate que l'articulation du coude a conservé une partie de ses mouvements.

Il existe un peu d'accumulation de pus au niveau de la partie externe du coude.

Le pansement de Lister est continué jusqu'au 22 septembre. La plaie est alors presque cicatrisée. On enlève l'appareil plâtré.

La fracture du radius est consolidée. On commence à faire exécuter quelques mouvements à l'articulation du coude. Le malade sort au commencement d'octobre. Il reste encore un peu de raideur articulaire.

Fracture de l'extrémité supérieure du radius. — Il s'agit de fractures articulaires : le diagnostic est beaucoup plus difficile et le pronostic est rendu plus grave, non moins par les difficultés de réduction, que par les complications inflammatoires qui peuvent survenir.

Voici le résumé des observations de A. Bérard et de Velpeau, qui ont pu constater les lésions à l'autopsie.

OBSERVATION IV

A. Bérard, in. Dict. en 30 volumes, article coude.

« J'ai vu en 1834, à l'hôpital Saint-Antoine, le bras
« d'un individu qui s'était tué en se jetant d'un second étage
« sur le pavé. Le coude gauche était le siège d'une défor-
« mation en tout semblable à celle qu'on observe dans la
« luxation. La réduction fut tentée et obtenue sans trop
« de difficulté, quoiqu'il y eut de la rigidité cadavérique.

« Une pression médiocre exercée sur le bras et l'avant-
« bras, en sens contraire, suffit pour opérer un nouveau
« déplacement, qui s'accompagna d'une légère crépitation.
« Ces manœuvres de réduction et de luxation furent ac-
« complies plusieurs fois de suite avec le même résultat.
« Les caractères, assignés par M. Dupuytren à la fracture
« de l'extrémité inférieure de l'humérus, étaient donc ici
« on ne peut plus évidents. Or, voici ce que la dissection
« a montré : 1° luxation de l'avant-bras en arrière ; 2° frac
« ture d'une portion de l'apophyse coronoïde du cubitus ;
« 3° fracture d'une partie du radius, qui divisait la cavité
« articulaire de cet os de dedans en dehors et aboutissait
« à un demi-pouce de son extrémité supérieure, sur la
« face antérieure, d'où résultait un fragment triangulaire,
« qui, par son déplacement facile, enlevait à la cavité
« articulaire un tiers à peu près de sa surface. On com-
« prend aisément comment l'humérus, privé de son point
« d'appui solide, par suite de cette double fracture de

« l'avant-bras, se luxait en avant, quand on pressait sur
« lui dans ce sens. »

Observation V

Velpeau. *Annales de la chirurgie*, t. I, p. 295.

« Un homme d'une cinquantaine d'années s'était fait,
« dans une chute violente, une luxation du coude qui fut
« prise d'abord pour une contusion. Au bout de dix se-
« maines, ne recouvrant pas les mouvements du membre,
« il consulta Velpeau, qui reconnut la luxation. Il tenta
« vainement de réduire, et, le sujet ayant succombé à un
« érysipèle, l'autopsie démontra que la luxation était
« compliquée d'une fracture de l'apophyse coronoïde et
« d'une fracture transversale du tiers antérieur de la tête
« du radius. »

Les fractures observées par A. Bérard et Velpeau, de
même que les cas recueillis dans le travail de P. Bruns,
cité plus haut, ne sont autre chose que des fractures intra-
articulaires du coude.

Pour expliquer la production de ces fracas osseux, il
faut nécessairement admettre un traumatisme violent agissant directement ou indirectement sur le coude. La luxation n'est ici que le fait secondaire, presque obligé, dans
le cas de A. Bérard. La constatation en sera toujours très
difficile, et bien souvent la fracture sera méconnue, ou bien
sera prise pour une fracture de l'extrémité inférieure de
l'humérus. Les seuls signes, qui pourront guider un peu

le diagnostic, sont : d'abord la crépitation nettement perçue et reconnue différente de la crépitation sanguine ou des
frottements articulaires. Puis, le siège de la douleur dans
un point très fixe, répondant à la cupule du radius. Enfin
la facilité que l'on éprouve à réduire et à reproduire immédiatement la luxation.

Quant au pronostic, toujours sérieux, il dépendra de
circonstances variables. En effet, à côté de la fracture de
l'extrémité supérieure du radius, on rencontre la fracture
du bec coronoïdien, ou bien même des fractures multiples
des trois os qui composent l'articulation du coude. L'arthrite aiguë peut être la conséquence de ce traumatisme.
D'autre part, la tête du radius, complètement séparée du
reste de l'os, nage dans le liquide articulaire, et la réunion
osseuse pourra être retardée ou même ne jamais se produire.

Il est un autre phénomène qui doit attirer l'attention.
Dans la fracture de la cupule radiale, accompagnée de la
fracture du bec coronoïdien, la réduction peut ne pas se
maintenir ; et, dans ce cas, il est à craindre que le moindre choc ou le moindre mouvement d'extension ne puisse
faire fuir en arrière les deux os dépourvus de point d'appui
en avant.

Malgaigne rapporte une observation de récidive de la
luxation : « L'accident datait de deux mois, la luxation
« paraissait complète ; l'avant-bras était raide et immo
« bile, dans une attitude rapprochée de l'extension. J'ob
« tins la réduction après une traction d'environ 250 kilo
« grammes, et je maintins d'abord l'avant-bras fortement
« fléchi ; mais quand, au bout de quelques jours, j'essayai

Dupuy   3

« de l'étendre, je fus très désappointé de trouver l'olécrâne
« saillant en arrière et la trochlée saillante en avant. Le
« gonflement persistant ne me permit pas de reconnaître
« en avant les fragments détachés, encore moins de cons-
« tater la direction des fractures ; et, à ce point de vue, le
« diagnostic peut laisser quelques doutes. Mais je suis
« resté à peu près convaincu que j'avais eu affaire à une
« double fracture de l'apophyse coronoïde et de la tête du
« radius. »

Enfin, comme complication tardive de cette fracture du
radius, il faut craindre l'ankylose du coude, surtout si les
phénomènes d'arthrite ont présenté une certaine gravité.
Mais ne vaudrait-il pas mieux une ankylose plus ou moins
complète, dans une bonne position, qu'une luxation irré-
ductible ?

DIAGNOSTIC

D'après ce que nous venons de voir, le diagnostic peut, dans quelques cas, présenter certaines difficultés. Si on réfléchit aux conséquences que peut entraîner un examen incomplet, au point de vue des fonctions du membre, on comprendra toute l'importance d'un diagnostic bien fait.

Le premier danger est ici de méconnaître l'une ou l'autre des lésions, soit la fracture, soit la luxation. La première difficulté tient au *gonflement* du membre. Lorsqu'on a pu examiner le malade immédiatement après le traumatisme, on peut très facilement reconnaître les deux lésions. C'est ce qui est arrivé pour les trois cas dont nous rapportons l'histoire. Mais le gonflement survient très rapidement : quelques heures à peine après l'accident, la tuméfaction est déjà considérable et gêne beaucoup l'examen physique de la région.

Du reste, une seule lésion suffisant à rendre compte des symptômes observés, le chirurgien ne porte pas plus loin ses investigations. Le plus souvent, c'est la fracture qui est reconnue : la douleur très vive accusée par le malade, la crépitation font facilement faire le diagnostic de fracture.

Malgaigne a été trompé deux fois, le gonflement ne lui a pas permis de reconnaître tout d'abord la luxation du coude. Nous avons cité une observation dans laquelle l'auteur du *Traité des fractures* dit n'avoir reconnu la luxation que neuf ou dix jours après l'accident ; il fut obligé d'attendre la consolidation de la fracture ; à ce moment, il fallut une traction de 150 kilogrammes pour réduire la luxation du coude.

Il sera donc absolument nécessaire, lorsqu'on se trouve en présence d'une fracture du radius avec gonflement remontant jusqu'au coude, de faire exécuter à cette articulation tous ses mouvements, pour s'assurer qu'il n'existe aucune luxation.

Réciproquement, c'est la fracture qui peut être méconnue, les symptômes observés, attirant l'attention du chirurgien vers la luxation du coude. Mais, ici, la difficulté de diagnostic est toute différente, suivant que la fracture siège à l'extrémité inférieure, au niveau du corps, ou près de l'extrémité supérieure du radius.

Dans le cas de fracture de l'extrémité inférieure, le diagnostic est relativement facile. La douleur très vive accusée par les malades, la déformation en dos de fourchette, la saillie en arrière du fragment inférieur, le renversement de la main sur le bord radial, lèveront tous les doutes. A peine pourrait-on penser à une entorse de l'articulation radio-carpienne, ou à une simple contusion, si le gonflement du membre masquait la déformation caractéristique. Les mouvements de l'avant-bras exécutés, soit pour l'examen du coude, soit pour réduire la luxation, réveilleraient bientôt de très vives douleurs et attireraient forcément l'attention vers la fracture.

Dans le cas de fracture du corps de l'os, le diagnostic peut présenter de sérieuses difficultés. Nous avons vu que dans notre deuxième observation, on avait dû réserver le diagnostic pendant plusieurs jours. Ceci tient à plusieurs causes : outre le gonflement sur lequel nous venons d'insister, on peut dire que la douleur très vive, accusée par les malades, tient à la luxation. Quant aux signes physiques, ils sont singulièrement modifiés par l'intégrité du cubitus, qui sert d'attelle et empêche, soit la déformation, soit une trop grande mobilité anormale. On a donné comme signe différentiel, l'effacement de l'espace interosseux, les fragments du radius se rapprochant du cubitus. On sait que les différents appareils pour les fractures de l'avant-bras ont pour but d'empêcher ce déplacement. Mais ce signe ne peut guère être constaté que quelques heures après ou le lendemain du traumatisme, toujours à cause de la tuméfaction de la région.

En pareil cas, il faut accorder beaucoup plus de valeur aux signes suivants : douleur très vive dans un point très localisé du radius ; cette douleur est réveillée par des pressions successives le long du bord radial. Dépression brusque, angulaire, que nous avons très nettement observée chez notre malade (obs. I). — Enfin, les mouvements de pronation et de supination, que l'on fait exécuter à la main du malade, ne sont pas transmis à la cupule radiale, facile à sentir sous la peau, dans les luxations du coude en arrière. Il ne faut pas accorder une trop grande valeur à la crépitation, difficile à sentir, et qui peut être due à des craquements articulaires.

Nous ne pouvons insister sur le diagnostic des fractures de l'extrémité supérieure du radius. Nous nous trouvons ici en présence de toutes les difficultés des fractures du coude et de la plus rare de ces fractures. Si le traumatisme est récent, on devra établir tout d'abord l'existence de la luxation du coude, et, cela par la déformation caractéristique, la position du membre, la saillie de l'olécrâne en arrière et les changements de rapport entre cette tubérosité et les deux saillies latérales de l'extrémité inférieure de l'humérus, épicondyle et épitrochlée. Mais la tête radiale ne se trouvera pas à sa place ordinaire, en arrière et en dehors, ou du moins, il existera une mobilité anormale, et, peut-être pourra-t-on percevoir la crépitation, comme dans le cas cité par A. Bérard.

On pourrait confondre cette luxation compliquée avec la fracture transversale de l'extrémité inférieure de l'humérus. Le signe le plus important observé en pareil cas est l'intégrité des rapports entre l'olécrâne et les deux saillies latérales de l'humérus. Beaucoup plus difficile sera le diagnostic, avec la fracture du condyle huméral. Malgaigne et Denucé rapportent plusieurs observations de ce genre de fracture s'accompagnant de luxation du coude. Mais il s'agissait toujours de luxation indirecte en dedans ou en dehors, et le traumatisme portait toujours directement sur le coude. Dans le cas que nous avons envisagé, nous n'avons en vue que les luxations du coude en arrière, l'olécrâne se trouvant toujours assez éloigné, soit de l'épitrochlée, soit de l'épicondyle ; ce qui permet d'explorer facilement chacune de ces saillies et de reconnaître leur intégrité.

Il est inutile d'insister sur la fracture de l'olécrâne, dont les signes sont tout différents, et sur la fracture du bec coronoïdien, qui n'est le plus souvent, qu'un épiphéno-mène de la fracture de la tête radiale.

On a beaucoup insisté sur une forme de luxation du

coude, nous voulons parler de la luxation du radius avec fracture du cubitus. Malgaigne disait : « Dans toute fracture du cubitus seul, méfiez-vous des luxations du radius. » Depuis, plusieurs auteurs, entre autres, M. Després, Boularan (thèse de Paris 1875) ont décrit les symptômes de ces fractures.

Nous croyons inutile d'insister sur le diagnostic différentiel de ce genre de traumatisme. Les symptômes sont tout différents ; le fait principal est la fracture du cubitus toujours facile à reconnaître. Quant à la luxation du radius, elle n'est qu'un corollaire presque obligé de la fracture.

TRAITEMENT

Lorsqu'on a reconnu la double lésion, fracture du radius et luxation du coude, quelles sont les indications thérapeutiques qui en découlent? On sait que cette question a été discutée plusieurs fois par les chirurgiens, et Guy de Chauliac avait établi en principe que « si la luxation était com- « pliquée avec fracture, il faut qu'on r'abille premièrement « la dislocation et puis la fracture, s'il est possible. Mais, « s'il n'est possible, qu'on raccoustre la fracture, et, quand « le cal sera formé la desnouëure soit r'abillée. »

Mais ce qui donne le plus de difficultés pour la réduction, c'est que, la fracture siégeant très près de l'article, il n'y a pas assez de prise pour faire de l'extension. Boyer a bien fait remarquer que les luxations des ginglymes du coude, par exemple, pouvaient être réduites sans extension bien forcée, et, par conséquent, qu'il fallait réduire la luxation le plus tôt possible.

C'est là le précepte auquel se sont ralliés Malgaigne et tous les auteurs. Mais la difficulté de réduction est toute différente, suivant qu'il s'agit d'une luxation récente, ou d'une luxation datant déjà de quelques jours.

Si la luxation est récente, la réduction sera relativement facile. Malgaigne procédait de la manière suivante. Il soutenait la fracture à l'aide de deux attelles provisoires, et, fléchissant l'avant-bras à angle de 135°, avec les deux pouces, il refoulait l'olécrâne en avant. Le malade était chloroformé, la réduction se faisait sans résistance ; alors seulement il s'occupait de la fracture. C'est par un procédé à peu près analogue, que le chirurgien a obtenu la réduction dans les cas que nous avons rapportés plus haut.

Dans le cas de fracture de l'extrémité inférieure du radius, un bandage roulé, partant de l'extrémité des doigts, remontait jusqu'au dessous du pli du coude. Ce bandage servait à fixer une anse permettant de faire une traction modérée, l'avant-bras étant maintenu dans une position intermédiaire à l'extension complète et à la demi-flexion. Le malade n'était pas chloroformé, et cependant la réduction fut très facile, grâce à quelques pressions exercées directement sur l'olécrâne. On a vu que le malade sortait de l'hôpital, un mois après son entrée, et, qu'à cette époque, il ne restait guère qu'un peu de raideur dans les mouvements du coude, raideur qu'il a été facile de combattre.

Dans l'observation de luxation compliquée du coude en arrière, avec fracture de l'extrémité inférieure du radius (Obs. III), la réduction fut encore plus facile, à cause des grands désordres que présentait l'articulation.

Pour la fracture du corps du radius, la difficulté était plus grande. Le gonflement considérable n'avait pas permis de faire les tentatives de réduction, et ce n'est qu'au troisième jour qu'on essaya de réduire. On fut obligé d'employer la traction élastique. Disons tout de suite que les tractions étaient facilitées par l'intégrité du cubitus qui servait d'attelle. Comme dans les cas précédents, les lacs furent placés le plus haut possible, la réduction se fit au bout de douze à quinze minutes environ. Nous avons eu l'occasion de revoir le malade tout récemment, les mouvements de l'articulation sont très libres, la fracture est consolidée, il ne reste qu'un peu d'empâtement et des traces de l'ecchymose qui disparaîtront facilement.

En présence d'une fracture de l'extrémité supérieure du radius, nous pensons que la conduite à tenir devrait être absolument la même. Du reste, la réduction est très facile à obtenir, très difficile, au contraire, à maintenir. En pareil cas, la luxation se reproduit presque fatalement, dès qu'on fait exécuter des mouvements. Il vaudrait peut-être mieux immobiliser complètement le coude avec un appareil plâtré, l'ankylose dans une bonne position étant moins à craindre qu'une luxation non réduite, ou une fracture non consolidée.

Lorsque la luxation est ancienne, que l'accident date de neuf ou dix jours et plus, Malgaigne conseille de ne pas essayer de réduire et d'attendre la consolidation complète de la fracture. Mais alors il faut des tractions considérables pour réduire, et on n'est pas encore assuré de réussir. Malgaigne a porté la traction jusqu'à 150 et 250 kilogrammes.

Les difficultés que l'on éprouve à réduire des luxations qui datent de plus d'un mois, les tractions énormes, qu'on est obligé d'employer, nous feraient douter de l'efficacité de cette manière d'agir. Sans doute, dans une fracture des deux os de l'avant-bras à la partie supérieure, on ne pourrait pas faire autrement ; mais, comme nous l'avons dit plus haut, quand le radius est seul fracturé, le cubitus sert, pour ainsi dire, d'attelle et permet d'agir efficacement pour réduire la luxation.

En résumé, nous croyons que dans tous les cas de fracture du radius, compliquant les luxations du coude en arrière, il faut essayer la réduction le plus tôt possible. Cette réduction est favorisée par l'intégrité du cubitus.

Il est presque inutile d'ajouter qu'il sera nécessaire de mobiliser bientôt le coude, pour empêcher l'ankylose, tout en maintenant la fracture par un appareil qui laissera la liberté des mouvements du coude.

CONCLUSIONS

1° Les fractures du radius compliquant les luxations du coude sont rares.

2° Elles peuvent siéger sur le corps ou les extrémités.

3° Un certain nombre de ces fractures sont dues à une cause indirecte (chute sur la paume de la main). Elles paraissent précéder la luxation, surtout pour la fracture de l'extrémité inférieure ; la luxation se produit par l'intermédiaire du cubitus.

4° Le gonflement plus considérable que dans les luxations, et occupant tout l'avant-bras, doit faire craindre la présence d'une fracture qui sera reconnue par les signes ordinaires.

5° Le diagnostic est quelquefois difficile, l'une ou l'autre des lésions pouvant être méconnue.

6° Il faut, avant tout, tenter la réduction immédiate ; elle sera facile si la luxation est récente et si le cubitus n'est pas fracturé.

Imprimerie A. DERENNE, Mayenne. — Paris, boulevard Saint-Michel, 52.